AF324586

LETTRE

A M. D***

SUR

LE NOUVEAU SYSTEME

DE LA VOIX.

*Ne te scire putes, quod non certa & sine
fraude facta docuerit experientia. Opinio-
num commenta delet dies, natura judicia
confirmat.* Bacon.

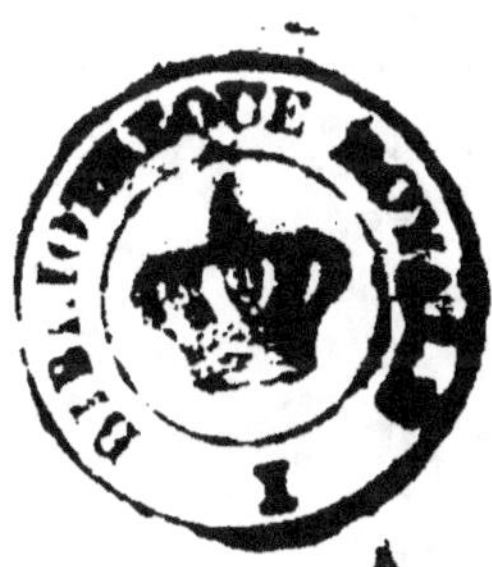

A LA HAYE,

Chez Jean-Neaulme, Libraire.

M. DCC. XLV.

LETTRE

à M. D....

M

    Ce n'est point un esprit de critique qui m'anime, je cherche des instructions, & non des défauts dans les Ouvrages des grands Maîtres.

    Plein de vénération pour M. Dodart, j'avois adopté ses idées sur la formation de la voix; qui auroit cru qu'en les adoptant, j'eusse adopté des erreurs ? Cependant M. F. nous assure que les raisons qui appuyent le sentiment de cet illustre

Académicien *n'ont rien de fédui-
fant que la forme.*

Peu s'en eft falu que ces contra-
dictions fi furprenantes dans des Phyficiens d'une telle réputation ne m'a-
yent dégoûté de la Phyfique. La nature, me difois-je, livrée à nos difputes, fe joue de nous, elle nous é-
chape lors même que nous croyons
lui avoir arraché fes fecrets.

Malgré ces réfléxions, l'amour
de la vérité m'a infpiré de nouvelles tentatives : fi je n'ai pu la faifir,
j'ai voulu connoître les difficultés
qui nous en éloignent. Je n'ai point
écouté l'autorité, qui nous affujet-
tit le plus fouvent fans nous donner
des lumieres ; je me fuis contenté
de confulter la ftructure des organes
de la voix, & l'action qui les anime.

Les recherches que j'ai faites m'ont conduit à des doutes fondés fur des faits certains. J'ai conftaté la plupart de ces faits fous les yeux d'un grand Anatomifte * dont les mains & les confeils m'ont guidé , & dont le Public regrettera long - tems la perte. Je propofe mes doutes à M. F. avec cette liberté philofophique qui ne reconnoît d'autre joug que celui de la raifon. Une telle liberté que je ne prends qu'avec défiance ne doit pas le bleffer ; il m'en a donné l'éxemple dans l'Ouvrage même que j'éxamine.

En marchant fur fes traces , où je ne me flatte de le fuivre que de fort loin , j'aurai pour lui les égards qu'on doit à fa littérature & aux pla-

* Hunauld.

ces qu'il occupe. Ceux qui cherchent à nous éclairer méritent notre reconnoiſſance , lors même qu'ils nous laiſſent dans les ténébres.

Si l'opinion de M. F. étoit vraie , on pourroit la placer parmi les découvertes les plus brillantes des derniers ſiécles. Elle a d'abord pour elle un préjugé bien avantageux , c'eſt l'approbation qu'une Société célébre ſemble lui donner. Elle tireroit un nouveau luſtre du mérite même de M. Dodart : les Ouvrages de ce Phyſicien placés comme des monumens précieux parmi les Mémoires de l'Académie, les ſuffrages des Sçavans réunis depuis ſi long-tems en ſa faveur, ſon génie , ſon ſçavoir, tous ces titres qui paroiſſent des garants aſſurés de la gloire de M. Dodart, deviendroient les titres de M. F. puiſqu'il les effaceroit.

La ſtructure de l'organe de la voix doit décider en partie de l'opinion de M F. Voici la deſcription qu'il a donnée de ces organes : « On » trouve , dit-il , dans le larinx une » voute *en tiers point* , dont la clef » laiſſe une fente longue de huit à » dix lignes & profonde d'une ligne » au plus ; cette fente eſt connue ſous » le nom de glotte.

» Le bord de chaque lévre de la » glotte eſt une eſpéce de ruban lar- » ge d'une ligne, couvert d'une mem- » brane très-fine : ce ruban eſt tendu » horizontalement , & eſt arrêté par » les deux bouts ; il eſt formé par » des fibres tendineuſes très - élaſti- » ques.

. « Les deux rubans vont de devant
» en arrière, ils tiennent par le bout
» antérieur au cartilage *fcutiforme*,
» & par le bout poſtérieur aux *carti-*
» *lages arythénoïdes*.

Tel eſt le fort malheureux de la
Phyſique, tous les yeux ne voient
pas de même les mêmes objets ; voici
comment j'ai vu les organes de la
voix. Pour fixer votre eſprit, je vais
d'abord lui préſenter ces organes fous
quelque image qui vous en donne
une idée. Cette image au reſte aura
le défaut des comparaiſons, elles ne
font jamais parfaitement juſtes.

Repréſentez - vous une caiſſe de
tambour, que le parchemin qui en
couvre la cavité foit fendu, que la
fente foit le diamétre de la caiſſe,
que dans toute l'étendue des deux

bords de la fente, le parchemin fe replie, que ces deux bords repliés foient tendus, qu'ils defcendent dans la caiffe, & qu'en defcendant ils s'écartent l'un de l'autre.

Tel eft l'organe de la voix, le larinx eft la caiffe, la fente qui eft au milieu eft la glotte ; elle eft formée par un tuyau membraneux renfermé dans la caiffe & applati à l'extrémité : c'eft une efpéce de bec de flute taillé en bizeau des deux côtés.

Les deux bords de la glotte ne font donc que les deux bords d'une membrane très-forte & élaftique, ces bords ne font pas d'une fubftance différente du refte de la membrane. On ne peut donc pas dire que ce font deux *rubans* ou deux vraies *cordes*. Car deux plis ou deux angles ne fauroient fe nommer de la forte ; cestermes n'en donneroient qu'une fauffe idée.

Ces deux plis ou bords de la glotte font attachés l'un auprès de l'autre au cartilage *thyroïde*. Ils s'écartent l'un de l'autre à mesure qu'ils avancent vers les cartilages *arythénoïdes* ; leurs extrémités ne peuvent se rapprocher que par le mouvement de ces cartilages.

La glotte n'eft donc pas formée par des cordes libres ; la membrane dont elle eft compofée eft revêtue de chaque côté d'une maffe charnue : les fibres mufculeufes de cette maffe s'attachent fortement à tous les points de la membrane , elles la couvrent entierement jufqu'à fes bords ou fes plis.

Ne croiriez-vous pas que la glotte telle que je la dépeins est une glotte différente de celle que M. F. a décrite. Mes observations sur les mouvemens du larinx ne s'accordent pas mieux avec celles de cet Académicien.

« Le cartilage scutiforme a, dit-» il, un mouvement propre & vo-» lontaire d'arriere en avant ; les car-» tilages *arythénoïdes* en ont un au-» tre d'avant en arriere.

« A la faveur de ce mouvement » ces cartilages tirent les cordes vo-» cales en sens opposés, le scutifor-» me d'arriere en avant, & les ary-» thénoïdes d'avant en arriere.

« Les cordes s'allongent, donc » elles s'étendent à proportion. La » quantité de cet allongement peut

« aller à deux ou trois lignes dans
« les grands mouvemens.

Voici des idées bien oppofées à celles de M. F. Les liens qui attachent le cartilage *thyroïde* & le cartilage *cricoïde* font des liens fermes ; le cartilage *thyroïde* ne fauroit fe mouvoir feul dans tous les fens, il ne peut pas être tiré en avant fans qu'il foit fuivi du cartilage cricoïde.

Mais antérieurement le cartilage thyroïde peut en s'inclinant s'abaiffer fur le cricoïde ; alors la glotte eft relâchée : au contraire fi on redreffe le cartilage thyroïde, ou fi on le tire en haut, les lévres de la glotte fe tendent, l'ouverture devient moins large.

Ce n'eft donc pas parce que le cartilage thyroïde eft tiré en avant que la glotte est plus tendue ; c'est parce qu'il est tiré en haut que la tension arrive dans les bords de cette fente. Il est vrai que ce cartilage avance un peu en montant , mais il entraîne avec lui le cartilage cricoïde.

L'action qui éleve le cartilage thyroïde tend la glotte , mais les cartilages arythénoïdes donnent aussi aux lévres un peu de tension en roulant sur leur base comme sur un pivot. Ils la retrécissent en même tems en se rapprochant par un autre mouvement. Parlerois-je donc avec éxactitude , si je disois seulement que ces cartilages ont un mouvement propre d'avant en arriere ?

Pour que la glotte puisse produire quelque son , il faut que les levres de cette fente foient pour ainfi dire collées , l'air en les féparant ou en les écartant donne un fon varié , félon diverfes circonftances qui fe réuniffent. Par cette condition on voit qu'on peut foufler fortement fans former aucun fon , il fuffiroit pour cela que les levres de la glotte fuffent relâchées.

Ces faits étant pofés, éxaminons la formation de la voix. La glotte eft-elle un inftrument à corde ou à vent? Eft-ce par les vibrations feules de fes levres que fe forment les fons , ou ne font-ils produits que par la *collifion* de l'air qui fe brife.

Si la glotte étoit un inftrument à corde , une feule corde donneroit tous les fons dont la voix eft capable : M. F. ne doute point de ce

prodige, il l'a même revêtu des ex-
preſſions les plus riches. « Il nous
» préſente, dit-il, un inſtrument à
» corde & à vent, l'objet des vœux
» de deux grands hommes *, cet
» inſtrument inconnu aux Phyſiciens
» & aux Muſiciens, je l'ai trouvé,
» ajoute-t-il, dans le corps humain.

» Il falloit (pour me ſervir des
termes de cet auteur) » rendre le
» larinx viſible en action : tout le
» monde croyoit qu'on ne pouvoit
» faire ſonner l'organe de la voix
» que lorſqu'il étoit animé par le
» principe de la vie, cependant je
» réſolus de le tenter, mais le larinx
» fut muet.

Le ſuccès fut plus heureux dans
une autre tentative, « je pris, dit

* Les Peres Mers. & Kircher.

» M. F. le larinx d'un chien. A ce
» coup l'organe fit entendre une
» voix éclatante plus agréable pour
» moi que le concert le plus tou-
» chant.

» J'avois un cadavre humain des-
» tiné à des usages publics , je ne
» pus m'empêcher de le sacrifier à
» mon impatiente curiosité : les mê-
» mes moyens dont j'ai parlé ayant
» été mis en œuvre ; le larinx répon-
» dit par un éclat de voix qui éton-
» na les assistans.

« Ce n'étoit pas assez que les or-
» ganes de la voix pussent sonner
» dans un cadavre-, il falloit voir
» l'action de ces organes, je les éxa-
» minai, les yeux armés d'une lou-
» pe, le succès passa mon attente ;
» j'y découvris, & si je l'ose dire, avec

une

» une efpece de raviffement , des vi-
» brations totales des rubans tendi-
» neux , femblables à tous égards à
» celles des cordes d'un claveffin ,
» à peine en croyois-je mes yeux. »

Mais M. F. veut bien qu'on ne s'en fie qu'à l'oreille. « Je preffe ,
» continue-t-il , du bout du doigt
» ou je ferre avec des pincettes les
» rubans tendineux , leurs vibra-
» tions & leur fon ceffent dans le
» moment. Je fixe la moitié ou le
» tiers des rubans , l'autre portion
» monte auffi-tôt à l'octave , à la
» quinte , &c.

Ici l'induftrie de M. F. éclate de toutes parts ; il a manié ces deux cordes qui n'ont que huit lignes de longueur , comme il auroit manié le plus grand inftrument. Si tous

les Académiciens avoient été témoins de ſes expériences , ſi tous
les avoient avouées , elles donneroient aux raiſons de M. F. la force
d'une démonſtration , la théorie , les
yeux , les oreilles dépoſeroient pour
lui.

Mais la nature répand toujours
des ombres ſur les objets qu'elle nous
montre le plus clairement ; tous les
inſtrumens à corde forment d'abord
un préjugé contre M. F. il n'y en
a aucun où une corde longue d'un
pouce puiſſe donner aux ſons toutes
leurs variations & leurs agrémens.

Qu'on pince les cordes qui ſont
au-delà du chevalet dans un violon,
dans une baſſe de viole , dans un
violoncel , à peine ces cordes don-
nent-elles un ſon , elles ne répon-

dent que par un bruit aigre ; &
dans le dégré de tenſion qu'elles
peuvent avoir , il faut néceſſaire-
ment qu'elles ſoient d'une certaine
longueur pour être ſuſceptibles des
vibrations qui forment des ſons mé-
lodieux.

. Une corde même de telle longueur qu'on voudra , une corde fine
diverſement tendue , pourra-t-elle
jamais produire les mêmes ſons ,
les ſons graves & . pleins que peut
former une groſſe corde ; cette corde plus groſſe donnera-t-elle un ſon
aigu & éclatant tel que le ſon d'une
petite corde.

Or , la voix monte aux ſons les
plus aigus & les plus éclatans , elle
deſcend aux ſons les plus graves &.
les plus pleins. Elle ne peut donc

être formée par une seule corde ; comment d'ailleurs cette corde pourroit-elle être suffisamment tendue pour les sons les plus aigus.

Je sens bien qu'un esprit Métaphysique ne manquera pas de ressource contre ces difficultés : à quoi la subtilité ne repond-elle pas ? Cependant si dans une corde de huit lignes on peut trouver un instrument dont le son soit susceptible de toutes les variétés, l'imagination ne trouvera-t-elle pas aussi ce même instrument dans une corde qui n'aura qu'une ligne de longueur.

Des raisons plus directes & plus pressantes confirment ces idées ; les cordes ne sont sonores que lorsqu'elles sont libres, une corde de violon assujettie à des fils tendus qui partent de chacun de ſes points , ne donnera jamais aucun ſón.

Or les bords de la glotte ne ſont pas libres , ce ne ſont que deux plis , ou deux bords d'une membrane tendue , ils ſont donc incapables des vibrations qui produiſent les ſons dans les inſtrumens à corde.

Autre difficulté qui donne plus de force à cette objection : non-ſeulement la membrane qui forme le pli de la glotte ne peut pas avoir par elle-même les propriétés d'une corde libre , ce qui l'environne ne lui permet pas non plus des vibrations ſonores.

Un muſcle très-fort couvre cette membrane , il y eſt attaché fortement juſqu'aux bords , repréſentez-vous le *faſcialata* , telle eſt la membrane de la glotte , or un pli du *faf-cialata* peut-il produire des fons comme une corde à violon ? ce pli de la forme dont il eft , peut-il encore une fois être fufceptible des vibrations d'une corde libre ?

Ce ne font pas là les feules difficultés qui fe préfentent contre l'opinion de M. F. les cordes d'un violon, d'une baffe de viole, ne rendent prefque aucun fon dès qu'elles font couvertes de falive; or les levres de la glotte font continuellement arrofées par la bouche, par les poumons.

Des expériences qu'on peut faire fur la glotte , font encore plus décifives. Prenez une glotte de plomb , de cire , de carton , appuyez-là fur là glotte humaine, celle-ci raifonnera fur divers tons , le fon qu'elle rend ne dépend donc point de ses vibrations ; & si les levres fremissent sensiblement lorsqu'elles sont libres, ce ne sont point ces fremissemens qui produisent le son.

Mais , dira-t-on , si on arrête les cordes en les pressant on en change le ton ; d'abord j'ose avancer qu'on n'entend distinctement ni l'octave , ni la tierce , ni la quinte , dans quelque endroit *marqué* de la corde qu'on porte la pression ; du moins ne peut-on jamais assurer qu'on va produire tels ou tels tons ; si on les forme , c'est par hazard ; & si on les croit toujours entendre , c'est le plus souvent une illusion de l'ima-gination.

Le son change il est vrai, quand on presse les levres de la glotte avec

un ſtilet groſſier ; mais ſi on applique au milieu de ces levres un ſtilet
fort fin qui puiſſe céder , le ton eſt
le même que lorſque la glotte eſt
entierement libre. D'ailleurs il eſt
encore certain que lorſqu'on ne
preſſe que les extrémités de la glotte
le ſon eſt invariable.

Accordons cependant que le ſon
doit toujours changer ſi l'on preſſe
avec un ſtilet telle partie qu'on
voudra de la glotte. Mais pour
voir ce qu'on ſeroit en droit de con-
clure de là , éxaminons l'action de
cet organe. Lorſque le ſon s'y forme, l'air en ſortant écarte les levres
de la glotte , ſi elle eſt relâchée
l'ouverture eſt plus grande & le ſon
eſt plus grave. Au contraire ſi l'air
ne peut éloigner beaucoup l'une de

l'autre les levres de la glotte, le son
est aigu.

Or, quand on applique un stilet
grossier à la glotte, on empêche l'é-
cartement des levres. Le son doit
donc être moins grave par cela seul,
& on auroit tort de prétendre que
si le son change, c'est parce qu'on a
racourci ou partagé les cordes de la
glotte ; car voilà deux causes, l'ouverture plus ou moins grande & le
racourcissement des cordes, pourquoi excluroit-on l'ouverture ,
pourquoi attribueroit-on le chan-
gement de son au seul racourcissement ?

Si le racourcissement ou le par-
tage des cordes suffit pour varier
les sons , qu'arrivera-t-il lorsqu'on
ne pressera qu'une seule corde de la

glotte ? On devroit alors entendre deux sons , sçavoir le son plus grave de la corde qui est libre & le son de la corde partagée. Cependant on entend seulement un son plus aigu.

La glotte des oiseaux qui parlent confirme tous ces raisonnemens , elle est composée de deux portions de coquille elliptique qui se joignent l'une à l'autre dans la direction du grand axe ; la substance de cette coquille est osseuse, ce ne sont donc point ses vibrations qui forment les sons , c'est la collision de l'air qui se brise sur les bords de l'ouverture formée par les deux portions.

Le sifflement conduit aux mêmes idées ; sur-tout lorsqu'on siffle en inspirant l'air , ce qui ne peut donner lieu de soupçonner que la glotte

y ait part ; les levres, le feul inftrument qu'on apperçoive ici , ne font
pas des cordes fonores : c'eft l'air
qui en paffant entr'elles & s'y bri-
fant diverfement produit divers
fons. L'ouverture plus ou moins
grande des levres , donne un fon
plus ou moins grave , pourquoi la
glotte plus ou moins ouverte n'au-
roit-elle pas le même privilége.

Si j'ofois parler des vents qui ne
fortent pas par la bouche, (& pourquoi ne l'oferois-je pas ? la Philofo-
phie ignore cette fauffe délicateffe
qui dédaigne certains objets ou qui
en rougit) fi j'ofois donc parler des
vents , je dirois qu'un anneau diverfement refferré , fuffit auffi pour
former une prodigieufe variété de
tons plus ou moins aigus. Ce fait eft

attesté par le témoignage d'un Auteur de l'antiquité * plus grave sans doute qu'Ariftote, que Galien, & que Boece.

Il faut donc en revenir aux idées de M. Dodart. La plus grande ou la plus petite ouverture décide de la variété des fons. La tenfion des levres de la glotte peut favorifer cette variété, l'air fe brife diverfement fur un corps tendu & fur un corps relâché.

Je ne prétens point appuyer l'opinion de ce grand homme fur des autorités. Si je citois des Phyficiens en fa faveur, je ne citerois peut-être que des préjugés ; quand on peut en appeller à la nature, a-t-on befoin d'autres garants, les trouve-t-on d'ailleurs dans des Ecrivains

* S. Auguftin.

peu éclairés pour la plupart fur le
mécanifme des organes de la voix?

Les inftrumens à vent peuvent
nous donner plus de lumieres que
tous les écrits des anciens & des
modernes. La voix reffemble au
fon des flutes & des haut-bois &
non au fon des cordes de violon , il
y a des voix d'anche , voix fingulie-
res que les cordes ne fauroient former.

Il faut cependant avouer que la
glotte eft un inftrument fingulier ,
elle eft fort différente des inftrumens que nous connoiffons , elle
reffemble au *chaffis bruyant* , comme
le dit M. Dodart , elle a quelque
rapport avec les cors-de-chaffe lorf-
que l'embouchure du cor eft appli-
quée aux levres , car elle leur don-

ne dès-lors la forme de la glotte ; l'air se brise sur leurs bords, & produit divers sons, suivant leur ouverture ou suivant sa propre force.

On ne trouve pas la même ressemblance entre la glotte & cet instrument que propose M. F. un ruban placé entre deux piéces de bois, produit, dit-il, divers tons suivant qu'il est plus ou moins tendu ; quel rapport peut-on imaginer entre la glotte & une fente où il y a un ruban ; trouve-t-on un tel ruban dans la glotte, si le hazard l'y avoit introduit le son qu'il produiroit alors ne seroit-il pas suspect ? D'ailleurs pourquoi voudroit-on que ce fût par ses vibrations qu'il rendît différens sons , une écorce de sarment, une lame de bois ou de plomb font entendre le même fon que le ruban , n'eft-ce donc pas feulement de la collifion de l'air que réfultent les fons , même dans cet inftrument que M. F. a » découvert non parmi les chefs- » d'œuvres de l'art , mais parmi les » jeux de l'enfance.

Mais comment la glotte étant plus ou moins ouverte, l'air pouffé avec plus ou moins de vîteffe peut-il former les différens tons ; M. F. ne prouve-t-il pas en effet que l'ouverture large ou retrecie , que la vîteffe de l'air , que les dimenfions des inftrumens ne changent point l'intonation, ces mêmes caufes peuvent - elles varier les fons de la glotte ?

Je pourrois dire que ces propofitions font trop générales , les petits fifflets donnent un fon fort aigu , la différente longueur dans les flutes forme divers fons. Prenez une flute brifée en quatre parties , féparez-en trois piéces , la premiere donne un fon plus aigu ; ajoutez-y la feconde piéce , le fon devient plus grave.

Même variété dans les changemens de diametre , fermez l'extrémité du tuyau , le fon devient moins aigu. En la fermant peu-à-peu vous pouvez former divers tons. Les trous même doivent être d'un certain diamêtre , l'ouvrier les élargit plus ou moins pour avoir des tons juftes.

Les dimenfions peuvent donc varier les tons dans les inftrumens à vent. La vîteffe qui dépend des dimenfions mehsions , peut donc produire les mêmes changemens, comme l'ont prétendu tant de Physiciens.

Ce n'est pas cependant sur ces faits que j'insisterai , je veux bien n'en tirer aucune conséquence , & je ne vous présenterai ici qu'un instrument dont la fente produit en même tems les sons & les tons avec leurs variétés.

La différence des tons est certainement un effet de la différence des ouvertures dans l'orgue à voix humaine & dans le jeu de Cromorne. Vous savez que ce qui forme le son dans ces orgues, est un tuyau fendu suivant sa longueur à son extrémité. La portion extérieure du tuyau qui devroit répondre à la fente en est retranchée ; cette ouverture

C

eſt éxactement couverte d'une petite languette, plus ou moins longue, qui peut s'élever ou s'abaiſſer diverſe- ment.

La fente eſt-elle plus courte dans un tuyau, le ſon eſt plus aigu; eſt-elle plus longue, il eſt plus grave. Pour monter l'orgue ſur divers tons on fait donc couler un anneau ſur la languette fixée par cet anneau cou- lant, & qui par-là rend la fente plus ou moins longue.

Voilà donc une ouverture qui don- ne divers tons ſuivant qu'elle eſt plus grande ou plus petite. Toutes les difficultés qu'on fera ſur l'ouver- ture de la glotte, retomberont ſur l'ouverture de l'orgue, ſur cette ouverture, dis - je, qui produit un ſon ſemblable à celui de la voix humaine , & tous les tons.

Or n'est-ce pas la vîtesse de l'air qui varie les tons dans un tel instrument, puisqu'on n'apperçoit que la grandeur ou la petitesse de la fente qui puisse les changer.

Ce n'est pas qu'il n'y ait dans la glotte des instrumens subsidiaires qui concourent à la variété des sons. Les cartilages arythénoïdes modifient les sons de la glotte ; quand on les a enlevés, l'organe de la voix donne des sons fort différens.

L'épiglotte même n'est pas un instrument inutile à la voix. Appliquez-la aux cartilages arythénoïdes, sans même retrécir la glotte, vous entendrez un son aigu; mais rapprochez les levres de la glotte & baissez l'épiglotte, vous changerez les tons, ils deviendront moins graves.

L'épiglotte est donc comme la languette des tuyaux d'orgue ; la longueur de cette languettte décide des
divers tons. Que le larinx s'éleve ,
la racine de l'épiglotte n'est-elle pas
pressée & fixée contre la langue comme la languette de l'orgue l'est par
l'anneau coulant ?

En vous proposant ces difficultés ,
je ne prétens pas m'engager dans
les disputes , la vérité s'y perd , le
fonds disparoît sous les objets étran-
gers qu'on y ramene ; après bien des
détours on ne revient presque jamais
au point d'où l'on est parti. Souve-
nez - vous des démêlés qui s'éléve-
rent sur le trou ovale , on dispu-
ta , on s'aigrit , on ne décida rien.

J'éviterai donc , autant que je le

pourrai , les difputes. J'ai fait dés
expériences ; ceux qui en douteront
pourront confulter la nature , elle
répondra pour moi ou me condam-
nera.

Cette crainte fi fondée de m'engager dans les difputes ne m'empê-
chera cependant pas de propofer ici
à une perfonne aufli polie que M. F.
quelques queftions affez intéreffan-
tes. Je lui demanderai donc s'il croi-
roit qu'on pût faire quelque nouvelle
découverte fur l'éxiftence des arté-
res limphatiques de l'uvée ; Ruifch
les a vues, il les a fait deffiner : felon
lui elles ne renferment point de fang
rouge. Hovius a vu les mêmes vaif-
feaux ; ce font, dit-il , des arteres
limphatiques. Nuck les a décrites :
ainfi que refte-t'il à ceux qui les dé-
criront après ces Anatomiftes ? La

glôire de confirmer une découverte qui n'a plus befoin de nouveaux Témoins.

Mais ne me dois-je pas d'un autre côté une juſtification dans votre eſprit. Un homme , direz-vous peut-être , qui ſe propoſe de ſe charger un jour du ſoin de la vie des hommes , doit - il s'occuper du ſon des flutes , des flageolets , des tons de la voix ? Voici ma réponſe , elle juſtifiera même des Médecins que l'eſſor du génie & la vaſte littérature entraînent ſi loin au-delà des bornes étroites de la Médecine.

Je répons d'abord qu'heureuſement pour les malades & pour moi je n'ai pris encore aucun engagement avec le Public : d'ailleurs la confiance qu'il pourroit me donner dans ma jeuneſſe me laiſſeroit toujours un grand loifir ; pourquoi ne pourrois-je l'employer , comme plufieurs autres , à amufer l'efprit pour m'emparer des corps ; l'amufement , comme vous favez , peut conduire à la plus grande réputation.

Cependant fi quelque efprit pointilleux me faifoit un crime de mon amufement , je lui préfenterois trois ou quatre vérités dont le Pyrrhonifme le plus outré ne fauroit douter ; elles ont pour garant M. F.

« L'éxamen de la ftructure des or-
» ganes du corps humain eft , dit cet
» Auteur , à la tête de fon Ouvrage,
» du reffort de l'anatomie. L'anato-
» mie eft une des principales parties
» de la Médecine. On ne doit donc
» pas être étonné qu'un Médecin ait
» fait des recherches fur la voix hu-
» maine. D'ailleurs l'organe de la

» voix a fes maladies : la voix elle-
» même eft fujette à des accidens,
» dont la connoiffance fert à fixer
» en bien des occafions les attentions
» & les vues d'un Médecin : & c'eft,
» s'il m'eft permis de le dire, dans
» les découvertes dont je vais rendre
» compte qu'on peut puifer les prin-
» cipes de cette connoiffance.

Or cette découverte nous apprend que la glotte eft une efpece de corde à violon : c'eft donc felon M. F. de la connoiffance des cordes à violon que dépend fouvent la vie des hommes ; felon moi elle dépendroit de la connoiffance des fifflets & des flageolets. Telle eft l'utilité de la Phyfique, elle découvre des reffources à la Médecine dans les objets qui en paroiffent les plus éloignés.

FIN.

ECLAIRCISSEMENS
EN FORME DE LETTRES
A M. BERTIN. *Medecin &c.*

A U fujet des DE'COUVERTES que M. FERREIN a faites, tant DU VRAI ME'CANISME DE LA VOIX, que DES ARTERES ET NOUVELLES VEINES LYMPHATIQUES.

OU RE'FUTATION D'UNE Brochure Anonyme qui a pour titre : LETTRE SUR LE NOUVEAU SYSTEME DE LA VOIX.

Avec une RE'PONSE A LA CRITIQUE DE M. L'ABBE' D. F. fur la premiere de ces découvertes, & un SUPLEMENT EN RE'FUTATION d'un Article du JOURNAL DES SÇAVANS contre la feconde.

Par M. MONTAGNAT, *Medecin.*

Ces Pieces réunies forment un petit *in-*12.

A PARIS,

Chez DAVID Fils Quai des Auguftins, Au Saint Efprit.

M. DCC. XLVI.

Avec Approbation & Permiffion.